DU

CHOLÉRA ASIATIQUE

CHOLÉRA MORBUS

CHOLÉRA EPIDÉMIQUE

ET DU

CHOLÉRA NOSTRAS ou CHOLÉRA SPORADIQUE

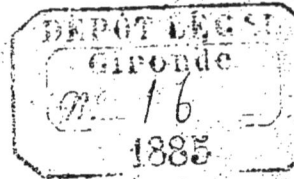

Traitement Préservatif — Traitement Curatif

PAR

Le Docteur BONNEFON

ANCIEN MEMBRE DU CONSEIL D'HYGIÈNE, ANCIEN MÉDECIN DES ÉPIDÉMIES,

Médecin du Bureau central de Bienfaisance de Toulouse (Poste des Récollets)
pendant l'épidémie cholérique de 1854

En temps d'épidémie cholérique, le devoir des médecins est d'avertir les habitants du danger qu'ils courent en négligeant une diarrhée, même simple et exempte de douleurs.

C'est également un devoir pour eux d'insister sur l'impérieuse nécessité de pourvoir à l'alimentation hygiénique des classes pauvres par des distributions d'aliments et de vin.

BORDEAUX

Mario LECHAUX, Pharmacien, ÉDITEUR

RUE SAINTE-CATHERINE, 164.

1884

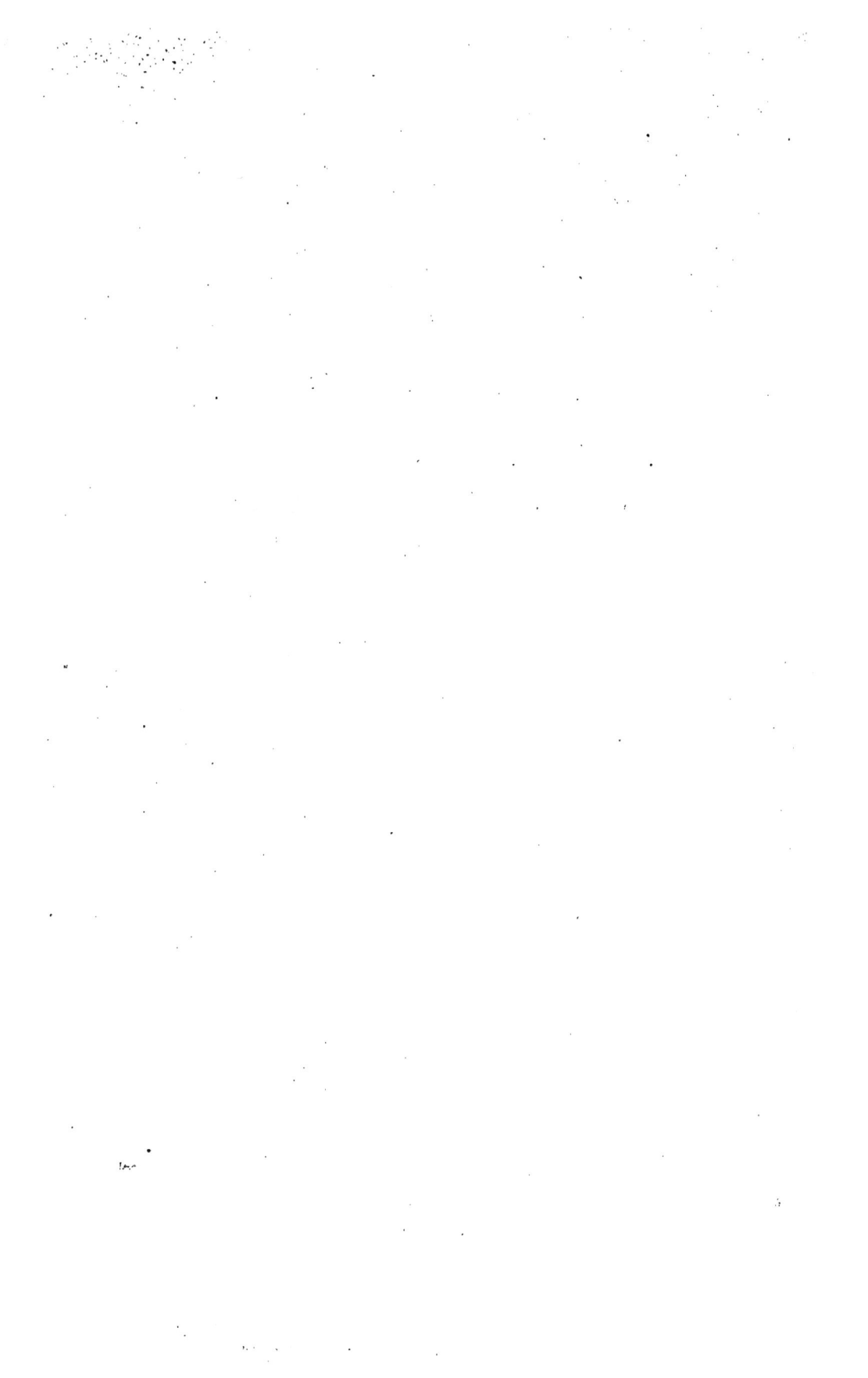

CHOLÉRA ASIATIQUE

CHOLÉRA MORBUS

CHOLÉRA ÉPIDÉMIQUE

DEFINITION

On désigne sous le nom de *Choléra Asiatique* une maladie épidémique originaire des Indes Orientales, offrant pour principaux symptômes :

Des vomissements et des selles de matières semblables à de la bouillie de riz (selles riziformes);
Une coloration violacée de la peau;
La suppression de l'urine ;
La petitesse du pouls ;
Le refroidissement glacial du corps ;
Des crampes très douloureuses dans les membres ;
Une aphonie plus ou moins complète.

Cette définition s'applique à la forme grave du choléra. La maladie, dans les cas légers, se manifeste par une simple diarrhée sans colique ni ténesme, mais diarrhée suivie d'une grande lassitude, d'un profond abattement.

HISTORIQUE

Le choléra, endémique dans l'Inde, près de l'embouchure du Gange, fit son apparition en France par Calais, le 6 janvier 1832.

Précédemment à cette époque, le fléau n'était point resté confiné dans la contrée qui lui donnait naissance, mais ce n'est cependant qu'en 1817 que, changeant tout à coup de caractère, devenant voyageur, il avait frappé Jessore, Malacca, Java, puis en 1819 les îles Moluques, les îles de France et de Bourbon; en 1821, la Chine et la Perse; en 1830, la Russie d'Europe; en 1831, la Pologne, la Gallicie, la Hongrie, la Bohême, l'Autriche, la Prusse, l'Angleterre.

La première visite du choléra en France fit à Paris, du 6 janvier 1832 à la fin de septembre de la même année, 18,406 victimes.

La seconde fois, le fléau, parti également des Indes, entra de nouveau par Calais, importé par la Russie et par l'Angleterre. Du 17 mars 1849 au mois d'octobre, il y eut à Paris 19,165 décès cholériques.

L'épidémie de 1853-1854 fut plus longue que les deux précédentes et moins meurtrière. Elle avait suivi à peu près la même route. A Paris, où elle dura quatorze mois, on compta 9,217 victimes.

Enfin la dernière invasion cholérique venant de l'Orient fut propagée à l'Egypte et à la Turquie par les pèlerins de La Mecque et portée à Marseille par des vaisseaux qui ramenaient des cholériques d'Alexandrie.

C'est en 1865, rapidement et directement, que le choléra sauta de Marseille à Paris et fit dans la capitale, en deux reprises différentes, 13,000 victimes.

Un grand nombre de villes de province ne furent point épargnées dans ces quatre épidémies, mais le chiffre des victimes vint constamment à décroître. On doit attribuer cet heureux résultat à une observation plus approfondie du traitement qui convient au choléra et aussi à une diminution de l'intensité du fléau épidémique.

CAUSES DÉTERMINANTES

Avant de passer à l'étiologie, ou étude des causes du choléra asiatique, il est utile de bien établir que le mot épidémie exprime seulement ce fait : que le choléra attaque en même temps et dans un même lieu un nombre relativement considérable d'individus.

Les causes générales de l'épidémie cholérique sont : l'importation, la transmission d'un principe contagieux, enfin une influence répandue dans l'atmosphère.

Les véhicules les plus pernicieux du choléra sont : les déjections cholériques, la densité de la population, la stagnation des eaux, les matières en putréfaction.

A cet égard il n'est pas sans intérêt de citer les recherches d'un savant anglais Crace Calvert, sur la vitalité des animalcules microscopiques dont les germes répandus en grande abondance dans l'atmosphère se développent avec rapidité dès qu'ils rencontrent un milieu propre à leur existence.

Le premier point que M. Calvert s'est appliqué à résoudre, a été de savoir combien de temps un liquide doit être exposé à l'air pour que la vie proto-plasmique y prenne naissance, et quelles sont, sur le développement de ces animalcules, l'influence de la nature du liquide et celle du voisinage de substances en putréfaction. Les expériences ont d'abord porté sur de l'eau pure et parfaitement exempte de germe. Cette eau était renfermée dans une sorte de petits tubes de verre que l'on laissait ouverts pendant quelque temps afin qu'ils puissent s'imprégner des germes contenus dans l'atmosphère ; on les fermait ensuite, et de temps en temps on examinait au microscope le contenu de l'un d'eux.

En procédant ainsi, M. Calvert a reconnu que le développement de la vie proto-plasmique est excessivement lent dans l'eau pure, même après une longue exposition à l'air (15 jours) et même dans le voisinage de substances en putréfaction.

Pénétré de l'idée que si les germes ne se développent pas bien dans l'eau distillée, c'est qu'ils n'y trouvent pas les éléments nécessaires à leur nutrition, M. Calvert a alors substitué à l'eau de ses expériences une solution d'albumine pure, et les résultats ont été tout différents : la vie proto-plasmique s'est manifestée promptement dans la solution, et s'y est développée avec plus de rapidité. Il a reconnu en outre que le développement est plus rapide en été qu'en hiver. C'est ainsi qu'aux mois d'Août et de Septembre, il suffit d'une exposition d'un quart d'heure à l'atmosphère, tandis qu'en hiver il faut plusieurs heures pour que la solution s'imprègne des germes. Le développement de la vie proto-plasmique se fait aussi plus rapidement quand on expose le liquide albumineux dans le voisinage de substances en putréfaction. Enfin les animalcules apparaissent d'autant plus vite dans un liquide que la surface exposée à l'air est plus grande.

L'auteur a aussi étudié l'influence des différents gaz sur le développement des animalcules.

Ce développement est favorisé par l'oxigène et l'air, tandis que l'azote, l'acide carbonique et l'hydrogène lui sont contraires.

Dans certains cas même, les microzoaires produisent assez d'acide carbonique et d'autres gaz pour que l'atmosphère placée au-dessus du liquide dans lequel ils se trouvent devienne impropre à leur existence.

Quant à la nature des animalcules développés dans le liquide albumineux qui a servi à ces expériences, ce sont d'abord, dit l'auteur, des monades de $0^{mm} 0002$ de diamètre. Au bout de quelques heures, ces monades se réunissent en masse, mais ils finissent par se séparer complétement; ils ont alors $0^{mm} 0012$; ils atteignent peu à peu une longueur de $0^{mm} 004$. Ces vibrions allongés se changent graduellement en ce que M. Calvert appelle des mycrozymas, et cela en se divisant en deux parties.

Ces subdivisions se multiplient rapidement et il ne reste bientôt plus dans le liquide que des cellules se mouvant avec une grande vitesse.

Au bout de douze à dix-huit mois, tous les vibrions disparaissent et sont remplacés par les mycrozymas. Si on place ces derniers dans une solution fraîche d'albumine, ils donnent lieu à un abondant développement de vibrions.

Il résulte de ces expériences que si le choléra est dû à un animal microscopique, les déjections et toutes les causes d'insalubrité détermineraient la propagation et l'extension du fléau.

Les causes des épidémies de choléra ne sont pas entièrement connues, mais on sait d'une manière positive que la saison chaude, les grandes agglomérations, les migrations, les pèlerinages principalement, sont souvent le point de départ de la maladie.

Tous les ans, à l'occasion des foires qui ont lieu à Hurward, sur le Gange, dans le nord de l'Indoustan, le choléra éclate et prend plus ou moins d'extension, suivant les circonstances de chaleur, d'humidité et du défaut de propreté des localités envahies.

. La contagion est une cause principale du choléra.

Pour nous, sans discuter sur la valeur des mots, nous pensons : que contagion et transmission sont synonymes, et que par contagion il faut entendre le transport du principe cholérique d'un individu malade à un individu sain.

L'agent, le principe morbide s'introduit dans l'économie par l'intermédiaire des grandes surfaces d'absorption, principalement par les muqueuses du tube digestif et par les voies aériennes.

Cet agent, ce principe morbide peut être constitué par des substances volatiles délétères, et les mots d'infection, de contamination indiquent le passage dans l'économie de ces substances délétères.

Mais il faut ne point perdre de vue que le choléra n'est pas fatalement transmissible. Ainsi le plus grand nombre des médecins en est rarement atteint, et qui donc plus que nous s'est trouvé en contact avec les cholériques pendant leur vie et même après leur mort ? En suivant les inspirations de son courage et de sa conscience, toute personne qui approchera un cholérique pour le secourir sera moins en danger que si elle prenait la fuite. La peur n'est pas seulement ici mauvaise conseillère, elle est nuisible à celui qui en est saisi.

Une des causes les plus fréquentes du développement du choléra est l'importation par l'homme atteint du choléra confirmé, ou seulement atteint de diarrhée, s'il arrive d'un lieu infecté.

Le transport des cadavres cholériques, le transport des marchandises sont encore des causes déterminantes ; il en est de même des réceptacles du virus cholérique. Enfin il existe une influence, un génie épidémique, c'est-à-dire une dissémination dans l'air de l'agent matériel cholérigène.

Parmi les causes prédisposantes, il faut noter en première ligne : d'abord la diarrhée qu'on doit combattre immédiatement ; et, ensuite l'ingestion de grandes quantités de boissons pendant et après les repas, les changements brusques de température, les refroidissements, la fatigue.

On sait que le choléra a sévi depuis le 21e degré de

latitude australe jusqu'au 65ᵉ degré de latitude boréale sans tenir compte de la longitude.

On ignore la limite de sa propagation verticale alors que l'on sait que la fièvre jaune n'atteint point les régions situées à 930 mètres au-dessus du niveau de la mer.

On est aussi dans l'impossibilité d'expliquer les aberrations de l'influence morbifique faisant que des localités ont leur privilège et leur disgrâce. Lyon, Versailles, ont joui d'une immunité presque complète. Bellevue, près Paris, ne compta point de cholériques alors que les localités environnantes étaient rudement éprouvées en 1832, en 1849. Paris a été toujours la ville qui a compté, proportionnellement à sa population, le plus de décès cholériques.

Il existe cependant une circonstance propre à diminuer l'effroi qu'inspire le choléra: c'est que pendant qu'il règne presque tous les décès sont inscrits à son compte et qu'en réalité il meurt moins de personnes du choléra qu'on ne croit.

TABLEAU ET MARCHE DE LA MALADIE

La transmission de cette terrible maladie a lieu par importation de cholériques vivants ou morts, par les marchandises et autres objets venus de lieux infectés ; mais il est incontestable aussi que l'atmosphère est le véhicule du virus, et que, par conséquent, le principe du choléra est volatil.

La distance à laquelle l'émission contagieuse a lieu nous est inconnue.

Le temps qui s'écoule entre l'instant où le principe délétère a pénétré dans l'organisme et celui où les manifestations cholériques apparaissent est de courte durée. L'incubation est d'un à trois jours. Sous l'influence d'un refroidissement, de l'ingestion de liquides froids et parfois sans d'autres causes que le séjour dans un lieu où le choléra règne, la diarrhée dite *prémonitoire* survient et est suivie d'évacuations alvines amenant une dépression profonde.

Les selles ressemblent à une décoction de riz ou à une bouillie claire d'une odeur fade.

Les vomissements succèdent aux selles ou les précèdent, une anxiété épouvantable se manifeste dans la région du cœur et une douleur vive comparée par le malade à une barre rigide existe à l'épigastre.

Des troubles nerveux, vertiges, bourdonnements d'oreilles, agitations, défaillances ne tardent pas à aggraver la situation du malade qui éprouve bientôt après dans les membres inférieurs des crampes qui lui arrachent des cris de douleur. Les souffrances, la diarrhée, les vomissements se répètent à de courts intervalles et plongent le cholérique dans un affaissement complet.

Le corps se contracte, se refroidit, le pouls devient de plus en plus misérable; la respiration inquiète, faible, rare, ne tarde pas à s'embarrasser. Le pouls d'une fréquence modérée (80 pulsations) s'accélère, atteint 110 à 120 pulsations et devient filiforme. La peau, malgré l'abaissement de la température, se couvre d'une sueur visqueuse, gluante, et donne en la touchant la sensation qu'on éprouve en plaçant la main sur une grenouille sortant de l'eau.

La langue est froide, l'haleine glaciale, les yeux sont profondément enfoncés dans les orbites et entourés d'un cercle noir, la face est d'une pâleur extrême. Le hoquet commence et le cholérique succombe dans un calme apparent.

Si le malade ne doit pas périr, les phénomènes d'algidité sont peu intenses ; une période de réaction survient et amène un amendement de tous les symptômes. Cette période de réaction est le salut de quelques-uns ; elle réclame une grande attention pour tous les cholériques, car elle offre des dangers.

Il est à noter que les facultés intellectuelles restent intactes et ne disparaissent qu'aux approches de la mort, malgré le désordre des fonctions végétatives et malgré les souffrances cruelles, persistantes, éprouvées par les cholériques.

La rapidité exceptionnelle de la maladie dont la durée est toujours très courte, puisque les cholériques peuvent être enlevés en une heure, six heures et tout au plus soixante heures, sa marche, dès le début de la diarrhée avec les caractères si tranchés de froid, de contraction, de crampes, font reconnaître à première vue le choléra.

Pour se préserver du fléau, il est nécessaire de s'abstenir de tout excès amenant une dépression de forces, de toute alimentation et de toute boisson pouvant prédisposer à la diarrhée ; mais après ces préceptes généraux, la prophylaxie consiste simplement à conserver son genre de vie ordinaire et à ne rien retrancher de ses habitudes.

Le traitement curatif a compris toute la matière médicale ; tout l'arsenal pharmaceutique a été mis à contribution.

La multiplicité des médicaments employés n'est pas une preuve de l'impuissance de la médecine, mais elle indique seulement que le traitement est subordonné aux exigences diverses des troubles fonctionnels et aussi qu'il n'existe point de spécifique absolu contre le choléra.

C'est donc surtout contre les symptômes prédominants que sera dirigée la médication. Avant que le choléra soit confirmé, les digestions pénibles, lentes, et la langue se trouvant couverte d'un enduit saburral réclameront l'administration d'un vomitif, et après les vomissements 4 à 6 gouttes amères de Baumé dans un peu d'eau sucrée ou dans un julep gommeux.

La diarrhée prémonitoire sera combattue par le repos

au lit, l'application de topiques chauds sur le ventre et par l'opium uni au bismuth.

Les évacuations alvines riziformes et l'algidité venant confirmer le choléra nécessiteront l'opium à forte dose : 20 gouttes de laudanum et même 30 gouttes pour une potion de 90 grammes à prendre dans les 24 heures.

Contre les vomissements incoercibles, alors qu'auront échoué les boissons frappées, bière, tisane au champagne, on appliquera un vésicatoire à l'épigastre. A l'algidité on opposera les infusions de menthe poivrée, de mélisse, du punch chaud, du vin, concurremment avec la potion suivante :

Julep................ 110 » grammes,
Ether................ » 50 centigrammes,
Acétate d'ammoniaque 6 » grammes,

et comme tisane des infusions sucrées de camomille, aromatisées avec quelques gouttes de teinture d'écorcès de citron.

Les frictions sèches ou aromatiques sur tout le corps, l'application de serviettes chaudes, de sinapismes, de bandes de flanelle imbibées d'huile essentielle de térébenthine sur les membres, donnent souvent d'heureux résultats.

Le lissage avec un fer chaud n'est pas à négliger.

La période de réaction sera favorisée au cas d'un retour insuffisant de la chaleur par les excitants ; la réaction franche ne réclame pas l'intervention de l'art.

Dans la période des vomissements, de diarrhée et de crampes, quelques cas réclament les injections hypodermiques de morphine.

Les injections d'éther dans la période algide ont donné des résultats satisfaisants.

La convalescence sera conduite avec prudence par

une alimentation très légère, des bouillons froids d'abord, puis chauds, et du vin additionné de moitié eau.

Rarement les phénomènes de congestion du côté du cerveau réclament un traitement anti-phlogistique; les révulsifs, les ventouses, les sinapismes sont plutôt indiqués.

CHOLÉRA NOSTRAS

OU SPORADIQUE

Le **Choléra nostras** ne frappant qu'isolément les individus, n'offre point d'ordinaire une grande gravité, mais il réclame néanmoins les mêmes moyens de traitement.

MICROBES DU CHOLÉRA

Dans ces derniers temps, on a attribué une grande importance aux infiniment petits, aux microzoaires, aux animaux microscopiques, aux microbes, dans le développement des maladies.

D'après les recherches les plus récentes, suivant le savant docteur Koch, le choléra serait dû à la présence constante dans les tuniques de l'intestin d'un microbe spécial, d'un bacille en forme de virgule; suivant les savants français (mission Pasteur), on trouverait dans l'épaisseur des tuniques intestinales, chez les cholériques, un grand nombre de microbes, des bacilles en forme de bâtonnets grêles, des micrococus ressemblant à des points, des bactéries ayant la forme de bâtonnets trappus.

Tous ces organismes inférieurs, de nature différente, jouent sûrement un rôle dans la production et le développement du choléra et exercent une action nocive sur les fonctions digestives. Le traitement qui tend à prévenir leur invasion dans l'économie, le traitement qui peut les détruire est le seul rationnel, s'il est certain, comme tout tend à le prouver, que le choléra ne doit son développement qu'à la présence, qu'à l'infection des microbes.

HYGIÈNE EN TEMPS D'ÉPIDÉMIE

CHOLÉRIQUE

Les précautions générales commandent en temps d'épidémie de redoubler de vigilance pour écarter les causes qui peuvent servir d'occasion ou d'auxiliaire au fléau.

Les aliments et les boissons seront l'objet d'une attention minutieuse ; on devra proscrire de sa table les fruits qui ne sont point parvenus à leur parfaite maturité, les aliments d'une digestion difficile, les flatulents, les viandes trop faisandées, les viandes peu cuites. Les boissons seront prises à la température ordinaire, c'est-à-dire qu'on ne cherchera pas à les faire refroidir au moyen de la glace ; de plus, il sera nécessaire d'en diminuer légèrement la quantité.

On devra surveiller l'aération matin et soir des habitations, l'enlèvement des immondices, la propreté non-seulement des appartements mais encore de toutes les parties contiguës de la maison : cour, jardin, écuries, étables.

On ne saurait prescrire un régime préventif qui convienne à tous les états de santé, mais il est certain que toutes les personnes, sans aucune exception, se trouveront bien d'observer les règles suivantes :

1o Porter des vêtements de flanelle qui abritent le corps contre les variations de température et les effets de l'humidité. Une ceinture de flanelle imbibée chaque matin d'alcool camphré phéniqué ou d'une solution phéniquée quelconque a paru très utile.

2° Promener au grand air et sans fatigue dans des lieux élevés.

3° Habiter des appartements où l'air et la lumière pénètrent facilement.

4° Eviter les écarts de régime. — *Les ivrognes et les gourmands forment avec les faibles, les infirmes et les misérables le principal contingent de la mortalité.*

5° Prendre une nourriture substantielle, réparatrice et de facile digestion. Ne point changer de régime : on continuera de prendre du vin, du café, du rhum, si l'habitude en est contractée.

On ne saurait trop recommander les boissons toniques, stimulantes, qui relèvent l'estomac et fortifient la digestion, comme le café, le vin de quinquina, les infusions de gentiane, de café ou de quinquina légèrement additionnées de rhum.

6° Ne point sortir à jeun pour se rendre dans des lieux insalubres ou traverser des quartiers infectés ; ne point s'arrêter dans les latrines publiques.

7° Eloigner toutes les circonstances qui peuvent exciter les passions, la tristesse, la peur, la colère, en un mot toutes les causes qui entraînent une dépression considérable de forces. Le calme et la fermeté d'esprit sont en temps d'épidémie cholérique des vertus salutaires.

8° Traiter immédiatement toute indisposition gastrique naissante et surtout la diarrhée dite *prémonitoire.*

Ce paragraphe demande une explication. S'il est absolument indispensable de traiter immédiatement les indispositions gastriques, il est évident que l'on ne saurait prendre trop de précautions pour éviter de les faire naître. *Que personne, dans les temps d'épidémie, ne se purge sans prendre l'avis de son médecin.*

A ce propos, nous ne saurions trop nous élever contre

l'abus inconsidéré que depuis quelque temps l'on fait en France de certaines préparations purgatives qui, sous forme de *Pilules*, de *Tisanes*, etc., nous sont importées d'Allemagne ou d'ailleurs, mais d'Allemagne surtout. En temps ordinaire, l'usage de ces drastiques irritants et malsains produit des évacuations abondantes qui tout d'abord font plaisir aux patients ; mais ces évacuations, qui affaiblissent considérablement, ne tardent pas à amener une irritation chronique de l'intestin, se manifestant par une diarrhée que rien ne peut arrêter ou par une constipation opiniâtre dont on n'a raison *momentanément* qu'en augmentant chaque jour la dose de la drogue ingérée.

En temps d'épidémie, et surtout d'épidémie de choléra, l'emploi, même une seule fois, de ces préparations drastiques, qui irritent si fortement la muqueuse du tube digestif et la préparent à l'absorption des germes morbides contenus dans l'atmosphère, peut être la cause de malheurs épouvantables pour la santé publique.

Ces préceptes ne sont pas seulement utiles à ceux qui vivent dans une atmosphère contaminée, à ceux qui se trouvent en plein foyer cholérique, mais encore à toutes les personnes qui sont à proximité d'un foyer de contagion.

La durée et l'intensité du choléra dans les villes et bourgades envahies peuvent être diminuées d'une manière efficace en procurant aux indigents des vêtements, de bons aliments et les médicaments nécessaires; il est donc utile de rappeler aux classes aisées que leur salut est lié au sort des malheureux.

Des mesures de salubrité, d'assistance ont éloigné le choléra des villes qui en étaient exemptes, et cette considération doit nous susciter des sentiments charitables, *dans les bornes d'une consommation nécessaire.*

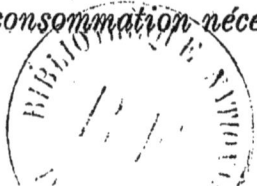

Préservation spécifique.— Quelques substances minérales et végétales ont paru agir préservativement contre les influences cholériques.

Les fabriques où le charbon, le cuivre, le soufre, l'iode, le mercure sont maniés ont été indemnes de la maladie.

Il résulte d'observations nombreuses que les personnes dont l'organisme est saturé ou de soufre, ou d'iode, ou de cuivre, ou de mercure, soit par l'ingestion dans l'estomac, soit par l'absorption des vapeurs de ces substances répandues dans l'atmosphère, sont à peu près sûrement rebelles au choléra.

ATTITUDE ET CONDUITE DES PERSONNES
QUI SECOURENT LES CHOLÉRIQUES

Toute personne, sous la direction d'un médecin, peut secourir les cholériques.

A défaut de médecin, ceux qui, par devoir bien compris, approcheront les malades, devront montrer les qualités propres à rassurer les patients.

Il faut énumérer les succès et ne jamais dénombrer les cas fâcheux.

Aux premières atteintes du mal, à la diarrhée prémonitoire, on fera garder le lit au malade et on s'empressera de lui administrer, dans une tasse de thé vingt gouttes toutes les deux heures d'une potion à base d'opium.

Le fait qu'une sueur abondante enraye dans bien des cas le choléra ne saurait être contesté. J'ai observé des malades pris de fortes diarrhées et de vomissements avec prostration des forces, crampes dans les mollets et qui, après avoir ressenti ces symptômes ont été guéris par une sueur copieuse provoquée par des boissons chaudes excitantes.

Aux vomissements incoercibles, après l'essai de quelques gouttes d'eau fraîche, on appliquera un vésicatoire à l'épigastre.

Le refroidissement du corps, la période d'algidité, comme on l'apelle, réclame les frictions sèches d'abord avec une forte flanelle, les linges chauds ; mais, sans perdre de temps, on devra faire des onctions avec l'alcoolat de menthe et donner du vin chaud, du punch au rhum, du café mélangé avec du rhum.

La barre épigastrique et les crampes dont se plaignent les malades sont combattues par des embrocations ou frictions de teinture d'opium et d'arnica mélangés.

Ce liniment procure toujours un soulagement notable.

Tant que durent les déjections alvines riziformes, les Gouttes Indiennes anti-cholériques doivent être continuées à la dose de vingt gouttes toutes les deux heures.

Ce remède jouit d'un renom exceptionnel dans l'Inde, l'Angleterre, la Russie.

L'énergie et la persévérance du traitement sont absolument nécessaires pour obtenir un bon résultat, résultat qui sera annoncé par la cessation des selles.

Pendant tout le temps de l'accès, le malade ne devra prendre aucun aliment solide. Un peu de lait coupé de beaucoup d'eau et des bouillons seront permis. Les aliments solides ne seront donnés que lorsque les selles seront devenues normales.

Le mode de traitement dans les cas particuliers devant être fondé sur une analyse exacte des phénomènes morbides, ne peut être institué que par le médecin.

Quant à la désinfection de tous les vases, récipients quelconques, de tous les lieux, nous ne saurions mieux faire que de citer tout au long les instructions rédigées par le Comité de santé publique :

« **Transmission du choléra.** — C'est le plus souvent par les matières de vomissement et les selles que le choléra se propage : ces matières ne sont pas beaucoup moins dangereuses dans les attaques les plus légères que dans les cas les plus graves. Il faut donc les désinfecter et les faire disparaître le plus tôt possible de la chambre des malades.

» On peut empoisonner toutes les latrines d'une maison en y jetant ces matières non désinfectées.

» **De la désinfection.** — Les désinfectants recommandés sont, en première ligne, le sulfate de cuivre, et à son défaut le chlorure de chaux et le chlorure de zinc. L'acide phénique et le sulfate de fer sont moins actifs.

» **Vases.** — Il faut d'abord mêler à chaque selle ou à chaque litre de matières liquides :

» Ou bien un grand verre de la solution suivante, de couleur bleue :

» Sulfate de cuivre du commerce ou coupe-rose bleue : 50 gr.
» Eau simple : 1 litre.

» Ou bien une petite tasse à café de chlorure de chaux en poudre (environ 80 gram.), ou bien de chlorure de zinc au centième.

» Il est préférable de déposer par avance le désinfectant au fond du vase destiné à recevoir les déjections.

» **Linges.** — Les linges de corps ou de literie souillés par les déjections doivent être plongés, avant de sortir de la chambre, dans un baquet contenant 20 litres d'eau auquel on mêlera :

» Ou bien 4 litres de la liqueur bleue ;
» Ou bien deux tasses à café (150 à 200 grammes) de chlorure de chaux sec qu'on noue dans un sac de toile.

» On les retirera du baquet en les tordant, au bout d'une demi-heure d'immersion dans ce liquide, qu'il suffit de renouveler tous les jours. Mais il faut remettre le linge, humide encore, au blanchisseur, qui le rincera immédiatement dans de l'eau bouillante avant de le soumettre à la lessive commune.

» **Vêtements.** — Les pièces de vêtements susceptibles d'être lavées sont soumises au même traitement. Les pièces en drap et en tissu de laine seront envoyées, avec la literie, à l'étuve dont il sera parlé plus loin.

On peut toutefois les désinfecter au soufre de la manière suivante : on les suspend dans un cabinet vide dont toutes les ouvertures sont bien closes, on asperge le sol avec un peu d'eau, pour rendre l'air humide, et l'on y fait brûler 30 grammes de fleur de soufre par mètre cube d'espace ; le soufre sera placé dans une terrine, reposant elle-même au fond d'une cuvette à demi remplie de sable humide ; on se retirera rapidement après avoir allumé le soufre, le cabinet ne sera ouvert qu'au bout de vingt-quatre heures.

» Quand les vêtements sont profondément souillés et de peu de valeur; il est préférable de les brûler.

» **Planchers.** — Les taches ou les souillures sur les planchers, les tapis, devront immédiatement être lavées à l'aide d'un chiffon, soit avec la solution bleue de couperose, soit avec un lait de chlorure de chaux obtenu en mêlant une cuillerée de chlorure sec à un litre d'eau. Le chiffon sera ensuite brûlé.

» **Literies.** — Autant que possible, les literies occupées par les malades devront être garnies de larges feuilles de papier goudronné ou de journaux, pour prévenir la souillure des matelas. Ces papiers seront détruits par le feu.

» **Matelas.** — Les matelas tachés ou souillés devront être humectés à l'aide d'un chiffon ou d'un tampon d'ouate, avec la solution bleue étendue de cinq fois son volume d'eau ou avec la solution de chlorure de chaux (une cuillerée à café de chlorure sec par litre d'eau).

» **Etuves.** — Ces matelas pourront dès lors être enlevés sans danger par des voitures spéciales et désinfectés dans des étuves, soit par la vapeur, soit par l'air chauffé à 110 degrés environ.

En l'absence d'appareils ou d'établissements aménagés à cet effet, les matelas devront être étalés sur des chaises, dans une chambre close, et exposés pendant 24 heures aux vapeurs résultant de la combustion de 30 grammes au moins de soufre par mètre cube du local (soit un kilogramme de soufre pour une chambre longue de 4 mètres, large de 5 mètres, haute de 3 mètres).

» **Cabinets d'aisance.** — Deux fois par jour, dans les maisons où s'est produit un cas de choléra, on versera dans la cuvette des cabinets deux litres de la liqueur bleue, ou deux tasses à café de chlorure de chaux sec, délayé dans deux litres d'eau.

» **Tuyaux d'évier.** — Une tasse à café de la liqueur bleue ou de chlorure de zinc liquide à 45 degrés devra être versée chaque soir dans les tuyaux d'évier, les plombs, les conduites des eaux ménagères.

» **Ordures ménagères.** — Les ordures ménagères et les rebuts de cuisine devront être gardés dans une caisse bien fermée, à couvercle ; chaque jour on répandra à leur surface soit un demi-verre de solution de couperose bleue, soit une ou deux cuillerées de chlorure de chaux en poudre. Ces débris seront descendus chaque jour et livrés à la charrette chargée de les enlever. »

RÉSUMÉ ET CONCLUSIONS

Il résulte de ce qui précède :

Que le choléra asiatique n'est pas fatalement transmissible ;

Que le plus grand nombre de personnes sont réfractaires à son action ;

Que l'immunité paraît acquise aux courageux, à ceux qui suivent une bonne hygiène, et les règles de préservation que nous rappelons, vu leur importance.

Pour les individus habitant ou non un foyer cholérique, il est prudent et même nécessaire de suivre les indications suivantes :

Vivre sobrement, prendre une nourriture substantielle et de bonne qualité, en se conformant autant que possible à son régime habituel.

On peut faire un usage modéré de fruits bien mûrs et de bonne qualité. On doit toujours les peler, et si cela se peut, les manger cuits.

Même recommandation pour les légumes qu'il faut toujours faire cuire. Supprimer la salade, les radis et les autres légumes crus.

Eviter les boissons glacées et trop froides. Quand on n'est pas sûr de la bonne qualité de l'eau servant aux besoins du ménage et à la boisson, il faut la faire bouillir, l'ébullition donnant une sécurité complète.

Prendre à son lever et principalement avant de quitter son

habitation une tasse de tilleul ou de thé aromatisé avec une demi-cuillerée à café d'alcoolat de menthe ou de citron vanillé.

Faire usage, après chaque repas, d'un petit verre d'un élixir réconfortant.

Les personnes à estomac délicat ne pouvant point supporter les boissons alcooliques se borneront à frictionner les plis des bras, des jambes et les poignets avec un alcoolat aromatique et phéniqué (l'alcool sera absorbé par la voie cutanée et exercera son action préservatrice).

Eviter avec soin tout écart de régime, les excès de boisson et l'intempérance, en un mot tout ce qui pourrait amener une indigestion, c'est-à-dire un dérangement gastrique. Il importe donc de ne prendre aucune purgation sans l'avis de son médecin...

Le moindre trouble digestif peut être le prélude d'une attaque de choléra. La plus petite diarrhée doit donc être soignée immédiatement. Il faut s'empresser d'appeler le médecin.

Si le médecin n'arrive pas tout de suite, il faut administrer d'heure en heure au malade un mélange de bismuth et de poudre d'opium, variant selon l'âge et la force du malade. Pour les adultes, la dose ordinaire est de 0 g. 50 de sous-nitrate de bismuth mélangé à 1/2 centigramme de poudre d'opium toutes les heures.

Porter sur soi une ceinture de flanelle très légèrement imbibée d'alcool phéniqué, camphré ou de vinaigre phéniqué, etc.

Arroser les appartements avec de l'eau phéniquée étendue d'eau.

Placer dans les appartements et surtout dans la chambre à coucher un flacon ouvert rempli d'acide phénique, ou du son imbibé de vinaigre phéniqué.

Désinfecter les water-closet tous les jours par une dissolution de sulfate de cuivre ou de sulfate de fer et tenir dans les lieux, placé dans un vase ouvert, un litre de liqueur de Labarraque ou du chlorure de chaux sec.

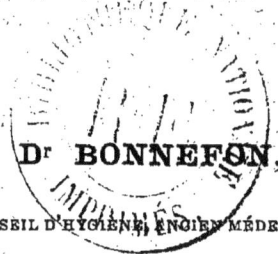

Dr BONNEFON,

ANCIEN MEMBRE DU CONSEIL D'HYGIÈNE, ANCIEN MÉDECIN DES ÉPIDÉMIES,

Membre du Bureau de Bienfaisance de Toulouse (Poste des Récollets)
pendant l'épidémie cholérique de 1854.

Cadillac-sur-Garonne, le 14 juillet 1884.

Bordeaux. -- Imp. Gagnebin et Lacrambe, r. du Pas-St-Georges, 72